TRAITEMENT SPÉCIAL

DES

MALADIES VÉNÉRIENNES,

PAR LA LIQUEUR DÉPURATIVE ANTISYPHILITIQUE

DE

A. SILVAIN, docteur en médecine, médecin consultant,
membre de plusieurs sociétés savantes, auteur de
découvertes médico-chimiques importantes
pour le traitement de diverses
maladies chroniques ;

PRÉCÉDÉ D'UN

ABRÉGÉ HISTORIQUE

Sur la Syphilis, depuis son apparition en Europe jusqu'à nos jours.

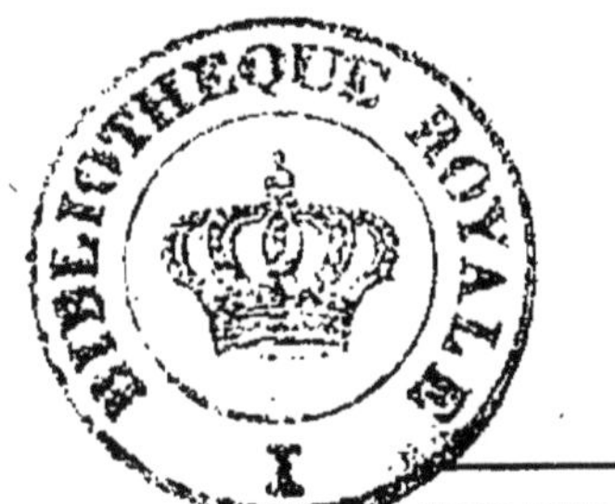
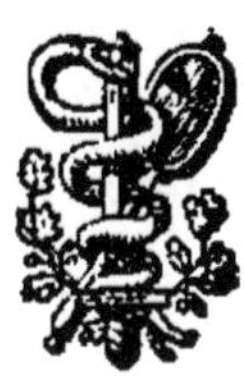

PRIX : 50 CENTIMES.

A PARIS,

Rue de la Victoire, 43 ; et chez les principaux Libraires
de la France et de l'Etranger.

1846.

AVANT-PROPOS.

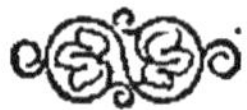

Soulager d'abord, guérir ensuite la plus hideuse des maladies, celle qui, plus qu'aucune autre, avilit l'homme et le dégrade au physique comme au moral : telle est la fin que nous nous proposons, en soumettant au public un traitement spécial, qui n'a servi jusqu'ici qu'à notre clientelle nombreuse. Une longue expérience nous permet de le présenter aujourd'hui comme véritablement héroïque pour combattre et anéantir les maladies vénériennes soit aiguës soit chroniques. Hélas ! ces maladies sont tellement répandues de nos jours, qu'elles sont devenues presque à la mode. Quel immense service ne vient donc pas rendre à l'humanité celui qui lui procure un moyen sûr, simple et facile de se débarrasser d'un mal que l'on contracte au sein des plaisirs ! C'est dans ce but que nous offrons notre liqueur antisyphilitique, sous la garantie d'une conscience pure et convaincue du bien qu'elle doit opérer sur des milliers de malades. *Notre spécifique, commode, agréable à prendre, ne peut être nuisible dans aucun cas ; est très-avantageux dans tous ; et, dans la plupart, devient urgent, indispensable.*

A. SILVAIN. D. M.-CH.

MALADIES VÉNÉRIENNES,

PAR LA LIQUEUR DÉPURATIVE ANTISYPHILITIQUE.

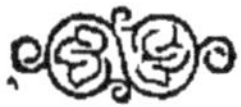

Il règne, parmi les auteurs qui se sont occupés de la Syphilis ou maladie vénérienne, une grande diversité d'opinions sur l'origine de cet état morbide, aujourd'hui très-communément observé dans tous les pays et parmi toutes les classes de la société. La civilisation moderne ayant permis aux sciences et aux lettres d'étendre leurs rayons lumineux jusques dans la chaumière du pauvre, le désir de connaître tout ce qui nous fait impression soit en bien soit en mal, en santé comme en maladie, est devenu un besoin général. C'est pourquoi, en mettant au jour un moyen nouveau et certain pour se débarrasser de la plus affreuse maladie, nous avons jugé convenable de tracer succinctement l'histoire de la Syphilis, afin de satisfaire l'esprit du malade toujours désireux d'apprendre, tout en lui fournissant les données nécessaires pour triompher sûrement et sans dégoût du mal qui l'opprime, quelquefois depuis plusieurs années, et qui le rend à charge tant à lui-même qu'à ceux qui l'entourent. Le cadre étroit dans lequel nous sommes obligé de nous renfermer, nous impose la précision d'un style concis. Ces quelques lignes tracées à la hâte dans les courts instants qu'il nous est à peine possible de dérober à notre clientèle, ne s'adressent qu'à des malades, aussi tâchons-nous d'être bref et clair, laissant à d'autres le soin de discourir longuement sur cette matière riche et féconde. En conséquence, nous rangerons en trois catégories les écrivains qui se sont occupés de la Syphilis, et qui ont cru pouvoir lui assigner une origine différente.

I. Les uns pensent que la maladie vénérienne a existé de tout temps : ils croient trouver des raisons suffisantes pour motiver leur dire dans quelques auteurs anciens qui ont décrit des maladies offrant certains traits de ressemblance avec la vérole moderne. On rapporte plusieurs passages d'HYPPOCRATE, tirés principalement du *troisième livre des maladies populaires*, où l'on prétend rencontrer une description exacte de la maladie

vénérienne ; et cela, parce qu'on y remarque
des noms de divers symptômes qu'on a cou-
tume d'observer dans cette maladie. Tels
sont : « Les dépôts sur les parties honteuses ;
» les ulcérations, les tumeurs dans la région
» des aines ; les grosses pustules, les ulcères
» malins qui s'étendent ; l'érysipèle malin,
» accompagné de très-petits ulcères ; les
» abcès et les suppurations ; les grandes
» déperditions de substance des os et des
» nerfs ; les dépôts d'une humeur différente
» du pus, mais qui est encore pire ; la
» chute des cheveux et celle des poils ; les
» abcès dans la bouche et autres par-
» ties, etc. » Mais si l'on consulte sans
prévention les passages dont il s'agit, on
verra clairement qu'Hyppocrate n'a nulle-
ment songé à la vérole, mais qu'il a décrit
la peste, comme l'affirme Galien dans son
troisième commentaire, et, après lui, presque
tous les autres commentateurs qui ont écrit
depuis, soit avant que la vérole ait été
apportée en Europe, soit après. Pour rendre
le sens d'Hyppocrate conforme à leur
opinion, ils ont mutilé les passages du père
de la médecine ; et, rangeant à leur manière
quelques mots ramassés de côté et d'autre
dans ses écrits, ils ont composé des descrip-
tions arbitraires diamétralement opposées
au vrai sens de l'auteur. En effet, les ma-

ladies dont il parle étaient aiguës, épidemiques et accompagnées de fièvre ; elles avaient été occasionnées par un temps humide et par le vent du midi, au lieu que la maladie vénérienne est essentiellement chronique, qu'elle commence sans fièvre, et qu'elle ne s'étend et ne se communique que par inoculation ou par le commerce des femmes. Au reste, ces maladies guérirent souvent d'elles-mêmes, et dans les cas où il fut besoin de l'intervention de l'art, on suivit une méthode qui serait sans efficacité dans le traitement de la vérole : celle-ci, loin de se juger d'elle-même, s'accroît et se perpétue jusqu'à ce qu'une thérapeutique rationnelle et sagement administrée vienne mettre un terme à ses progrès destructeurs. Pour donner à de simples suppositions une apparence de vérité, ils invoquent le témoignage des historiens qui ont fait mention dans leurs récits de quelques maladies qu'ils pensent être la vérole même, ou du moins, les principaux symptômes de la vérole. Il nous suffira, pour détruire les raisons de ceux qui défendent l'ancienneté de cet état morbide polyforme, de répéter ici ce que nous venons de dire au sujet des ouvrages d'Hyppocrate. S'il était permis à chacun d'arranger à sa fantaisie les expressions des écrivains, afin d'en faire un tout arbitraire, leur autorité ne serait plus d'aucun poids, puisque, par des combinaisons calculées d'avance, on peut tirer d'un écrit morcelé plusieurs significations bien différentes entr'elles. Pour eux, enfin, la maladie vénérienne ne serait autre chose que la *lèpre* des Arabes *(éléphantiasis)*, modifiée par le temps ou par des circonstances inaperçues. Les raisons qu'ils donnent à l'appui de cette opinion sont les suivantes : 1° Un homme sain qui avait des rapports avec une femme lépreuse, *et vice versâ*, pouvait contracter du mal en tout semblable à la vérole. 2° La lèpre qui fesait d'innombrables victimes s'effaça presque subitement lors de l'apparition de la nouvelle maladie qui lui ressemblait, du reste, sous beaucoup de rapports, et on nomma *vérolés* ceux qu'on appelait *lépreux* ou *éléphantiaques*.

Il est vrai qu'à cette même époque la lèpre commença à devenir plus rare ; toutefois, elle n'a disparu de l'Europe que vers le milieu du seizième siècle, c'est-à-dire environ soixante ans après l'apparition de la vérole qui eut lieu, comme nous le démontrerons bientôt, vers la fin du quinzième siècle. De plus, tous les médecins qui vivaient à cette époque et qui ont pu observer les deux maladies sur des personnes différentes, et parfois sur un même individu, ont témoigné unanimement que ces deux maladies différaient autant par leur nature que par leur cause et par leur curation. La lèpre se contractait sans aucune contagion, le plus souvent par le mauvais régime seulement ; la vérole, au contraire, n'est jamais produite par le vice du régime, mais elle se communique et se répand par la seule contagion, principalement par le commerce des femmes. Ils ont reconnu que la première restait incurable, une fois confirmée, tandis qu'on peut certainement guérir la seconde. L'expérience a démontré d'une manière positive que les préparations mercurielles ne fesaient qu'irriter et augmenter l'une bien loin de la guérir, au lieu qu'on adoucit ordinairement l'autre par l'usage des remèdes hydrargyriques ; et souvent, on vient même à bout de la déraciner entièrement si l'on sait administrer le mercure comme il faut, ce qui dénote suffisamment une cause, une nature et un caractère tout-à-fait différents. Enfin, les historiens rapportent que les lépreux refusaient obstinément de cohabiter avec les vérolés, convaincus qu'ils étaient que la nouvelle maladie, susceptible de se communiquer, différait en tout de la leur ; et le gouvernement se vit forcé de créer de nouvelles maisons, séparées des léproseries, alors nonbreuses, pour recevoir ces nou=

veaux malades, méprisés et bannis de la société comme de puants cadavres. Ce mal, en un mot, inspirait tellement de dégoûts et de craintes que des arrêts du parlement défendirent aux vérolés d'avoir aucun commerce avec les personnes saines, sous peine des châtiments les plus sévères. Obligés de se retirer dans les campagnes, ils ne recevaient aucun secours ; les médecins eux-mêmes refusaient de voir ces malades et de les traiter parce qu'ils n'y entendaient rien. Combien, de nos jours, les idées populaires ont changé au sujet de cette maladie qui n'en est, pourtant, pas moins horrible qu'autrefois !

II. Dans une seconde catégorie nous classons les auteurs qui fixent à la fin du troisième siècle l'apparition en Europe de la maladie qui nous occupe. Pour eux, la vérole serait originaire de l'Amérique, où elle aurait été engendrée, à une époque qui nous est inconnue, par suite des mœurs relâchées des habitants de ces contrées brûlantes. Essentiellement paresseux et indolents, naturellement sales et peu soigneux de leur être, ignorant, comme tous les peuples sauvages, les bienfaits de l'agriculture, ils étaient obligés de vivre de fruits récoltés dans les forêts ou de racines âcres et peu substantielles qui croissaient spontanément dans ces lieux fertiles mais incultes. Ces substances venant à manquer, ils ne fesaient pas difficulté de manger des vers, des araignées, des serpents, des chauves-souris et autres immondices. Un mêts délicieux pour ces naturels était une espèce de serpent amphibie particulier à ces contrées et nommé *Iguana*, qui est d'un goût très-agréable, mais qui augmente, si l'on en mange, les douleurs vénériennes chez ceux qui les ressentent actuellement, et qui les renouvelle avec violence lorsqu'elles sont assoupies, selon que le fait remarquer Gonzalve Fernandez dans son histoire naturelle de l'Inde. De là Lister, dans son traité sur le mal vénérien, avance que les habitants de ces pays ont contracté originairement la vérole parce qu'ils se nourissaient de ce lézard. Ces raisons, ainsi que tant d'autres, données par les auteurs comme cause déterminante de la vérole dans quelques contrées de l'Amérique, peuvent paraître illusoires et sans fondement aux yeux de beaucoup de personnes. Nous savons, cependant, que, même dans les climats tempérés, une alimentation peu substantielle, prise surtout parmi les aliments secs, fumés ou salés, jointe à une habitation humide et peu aérée, peut, continuée pendant un certain temps, produire divers états

morbides dont l'un surtout, qui a fait souvent de grands ravages sur les vaisseaux ou
dans les prisons et qu'on appelle scorbut,
présente plusieurs points de ressemblance
avec la vérole. Il n'y aurait donc rien d'éton-
nant qu'une alimentation également mau-
vaise, sous les influences climatériques des
pays chauds, ait concouru à engendrer la
vérole parmi des troupes nomades d'une
saleté repoussante, adonnées à la polygamie,
et obligées, pour favoriser leur nonchalance
et leur paresse indicibles, à se nourrir de
substances d'un goût désagréable, malfai-
santes même. Nous avouerons, du reste,
avec franchise, qu'en *étiologie*, le vrai
pourquoi nous échappe souvent. Qu'il nous
suffise donc de savoir que de temps immé-
morial la vérole a sévi dans quelques régions
de l'Amérique, quelle que soit la cause qui
a pu la produire. Voyons maintenant comment de ces pays lointains, la vérole a pu
arriver jusqu'à nous.

L'histoire nous apprend que CRISTOPHE
COLOMB, gênois d'origine, partit de *Palos*,
port de l'Andalousie, le 3 août 1492, avec
trois vaisseaux que lui confia ISABELLE II,
reine de Castille. Après bien des courses,
bien des fatigues, il aborda, le 6 décembre
de la même année, à une île que les naturels
du pays appelaient HAÏTI. COLOMB la nom-

ma espagnole et aujourd'hui elle porte le nom de St-Domingue. Il y bâtit un fort, qui fut nommé le fort de la Nativité, dans lequel il plaça une garnison. Cela fait, il repartit pour l'Espagne afin de rendre compte à leurs majestés catholiques de la découverte qu'il venait de faire ; et, en moins de deux ans, sous les auspices d'ISABELLE II et de FERDINAND, il s'établit un commerce régulier entre l'Espagne et le Nouveau Monde. Les soldats espagnols ne tardèrent pas à avoir des relations avec les femmes indiennes chez lesquelles ils gagnèrent la vérole dont elles étaient atteintes. De retour en Espagne ils y importèrent la nouvelle maladie qui de là se transmit aux autres nations de l'Europe, à partir de l'année 1496, c'est-à-dire deux ans environ après la découverte du navigateur gênois.

A cette même époque CHARLES VIII, roi de France, entreprit la conquête du royaume de Naples qu'il prétendait lui appartenir par droit de succession, comme héritier de CHARLES, duc du Maine. Pour atténuer autant que possible les obstacles qui pourraient s'opposer à l'exécution de son projet, il signa avec FERDINAND, roi d'Aragon, un traité par lequel celui-ci s'engageait à l'aider de toutes ses forces. Mais il fit tout autrement : accoutumé à mettre en usage la fourberie et les ruses de la politique, FERDINAND seconda toujours sous main, de ses conseils et de ses forces, le roi de Naples, et chercha à arrêter les progrès des Français, soit en leur suscitant des ennemis, soit en débauchant leurs alliés. Il craignait qu'une fois maître du royaume de Naples, CHARLES ne prétendît encore à la Sicile qui n'était au pouvoir des Espagnols que depuis cet horrible massacre, si fameux dans l'histoire, sous le nom de *vêpres siciliennes*. Enfin, comme CHARLES, après avoir surmonté tous les obstacles qu'on lui opposait, était sur le point d'entrer dans le royaume de Naples avec son armée victorieuse, FERDINAND leva le masque, et traitant d'usurpation la conquête entreprise par les Français, il joignit son armée, qui se trouvait déjà en Sicile, à celle du roi d'Italie. Pour lors l'armée française eut à lutter contre les troupes napolitaines et espagnoles réunies et liguées contre elle. Les succès de la guerre furent plus d'une fois balancés, et les mêmes villes ayant été tour à tour prises et reprises par les deux partis, il est visible que les Français ont dû avoir commerce avec les mêmes femmes qui avaient déjà servi aux Espagnols et aux Napolitains. Or, il y avait dans l'armée hispano-napolitaine beaucoup de soldats qui étaient revenus des Indes depuis mars 1493 jusqu'en novembre 1494, et qui se trouvaient atteints de la vérole ; ils la communiquèrent aux femmes publiques de la garnison, et celles-ci transmirent aux Français cette maladie jusque-là inconnue parmi eux. Un an après, CHARLES couvert de gloire rentra en France avec une partie de son armée, qui importa la maladie qu'elle avait contractée dans le pays qu'elle venait de conquérir. Tous les médecins qui ont vécu à la fin du 15me siècle et au commencement du 16me désignent cette époque comme celle où la vérole s'est fait connaître en Europe ; et ils affirment, eux qui ont pu examiner les premiers symptômes de ce mal, que jusques-là on n'avait vu rien de semblable, à tel point qu'effrayés de la nouveauté du fait, et ayant reconnu, par expérience, l'inefficacité des remèdes usités dans les maladies qui avaient quelque rapport avec celle-là, ils ne surent quel parti prendre, et abandonnèrent, pendant quelque temps, le traitement d'un fléau si cruel à des charlatans et à des empiriques.

De ces trois puissances où la vérole avait déjà pris racine elle se répandit bientôt dans toutes les contrées de l'Europe qui avaient entr'elles des relations commerciales très-nombreuses. Ce qui contribua beaucoup à sa propagation au loin, fut un édit rendu par leurs majestés catholiques, ISABELLE II et FERDINAND, par lequel ils chassèrent de leurs états environ trente mille juifs ou mahométans qui importèrent la vérole dans les divers lieux qu'ils allèrent habiter. Quelques-uns la portèrent en Asie et en Afrique. Dès lors, chaque peuple, par vengeance, donna au nouveau mal qui l'accablait le nom de la nation qui le lui avait transmis. C'est ainsi que les *Italiens* l'appelaient *mal français*, parce qu'il apparut parmi eux lors du siége de Naples par les Français ; les *Français*, à leur tour, l'ayant contracté en Italie le désignèrent sous le nom de *mal de Naples ;* et ainsi des autres peuples successivement contagionnés. Enfin, JÉROME FRACASTOR, doué d'une imagination ardente et d'une esprit railleur, forgea le nom de *Syphilis* qu'il donna à cette maladie inconnue et sans nom qui ravageait le monde. Il tira ce nom du berger SYPHILE qu'il feint avoir été atteint le premier de cet état morbide pour avoir offensé les Dieux. Ce nom, quoique vide de sens, est généralement employé aujourd'hui quand on veut désigner l'ensemble des symptômes de la vérole.

A peu près à la même époque, JEAN FERNEL, pour ne pas animer les haines nationales par des disputes frivoles, jugea à propos de se servir dans ses écrits du nom

de mal vénérien, qui n'offense personne.
Il est très-convenable pour désigner la maladie que l'on contracte par les plaisirs de
l'amour. Tous les médecins qui sont venus
après lui ont suivi son exemple, et maintenant les noms de *syphilis, mal vénérien*,
sont habituellement employés comme syno-
nymes par tous les écrivains.

III. Dans la troisième catégorie nous
plaçons tous les auteurs qui font, il est
vrai, remonter l'apparition en Europe de
la vérole, à la fin du quinzième siècle,
comme ceux de la catégorie précédente ;
mais au lieu de lui assigner une origine
exotique, ils veulent que le mal vénérien se
soit développé spontanément en Europe,
par le concours de diverses circonstances
bizarres et ridicules, favorisées, néanmoins,
par la superstition de l'époque où elles
ont pris naissance. C'est ainsi qu'on a attri-
bué la syphilis à des révolutions astrono-
miques, à une intempérie particulière de
l'air, au commerce de femmes atteintes
d'ulcère à la matrice, à l'empoisonnement
des sources lors des guerres d'Italie, à du
vin frélaté avec du sang de lépreux, à du
plâtre mis dans le vin, à l'usage de la chair
humaine comme aliment, enfin, à un commerce abominable avec des animaux malades auquel des hommes dénaturés n'au-

raient pas craint de se livrer. Ces raisons fantastiques tombent assez d'elles-mêmes sans qu'il soit besoin de les réfuter. Nous ne les avons mentionnées ici que pour montrer les extravagances d'une imagination exaltée, et imbue de préjugés frivoles. Toutes ces influences plus ou moins délétères peuvent, assurément, produire certaines maladies ; mais elles ne sauraient faire naître un mal si extraordinaire, si différent des autres maux connus qu'est la syphilis, et ne pourraient l'engendrer.

Après avoir cherché à élucider la véritable origine de la syphilis, nous allons dire un mot sur ses modes de transmission qui ont également donné lieu à de grandes dissidences. Pour couvrir la pudeur de certaines femmes, ou de personnages hautement placés, atteints de la vérole, des auteurs complaisants se sont efforcés de répandre dans le public crédule les contes les plus singuliers, contraires à la vérité et à la saine raison. Les uns soutenaient que la maladie vénérienne se propageait comme les épidémies par la voie de l'air, ou par le contact d'objets qu'avait touchés un vérolé, par son souffle, par l'habitation dans un même lieu, au temple même, en prenant de l'eau bénite!!! Les autres disaient que l'on pouvait gagner du mal par l'usage des mêmes latrines, et par mille autres voies indirectes dont on ne fait plus cas. Actuellement, l'expérience et l'observation judicieuse des faits ont démontré que la maladie vénérienne ne peut se transmettre que par contagion immédiate ; qu'il faut que le virus vénérien soit déposé sur une muqueuse ou sur une partie du corps dépouillée de son épiderme ; que le commerce charnel est la voie de communication la plus ordinaire, soit qu'une femme saine s'abandonne à un homme gâté, soit, au contraire, qu'un homme sain ait affaire à une femme vérolique. En outre, l'infection ne peut avoir lieu qu'autant que le virus, ou principe constituant de la syphilis, est pris dans un temps donné de la maladie, sans quoi l'inoculation n'est plus possible. Mais les conditions nécessaires à son développement se trouvant toutes réunies, voyons ce qui se passe chez la personne contaminée. En général, du quatrième au neuvième jour, quelquefois plus tard, après un coït impur, la maladie se déclare. Un petit bouton pruriteux, blanc à son sommet, et environné d'une aréole rouge inflammatoire apparaît d'abord, c'est le prélude de l'ulcère syphilitique ou *chancre*. La vésicule, que l'on remarque à l'extrémité de ce bouton venant à se rompre, laisse voir à nu une petite plaie à bords taillés à pic, à fond grisâtre, lardacé, augmentant tous les jours d'étendue et donnant une matière âcre qui irrite et enflamme les parties qu'il touche, c'est là le *chancre huntérien*. Parfois, au contraire, ce petit ulcère paraît placé sur une espèce d'éminence comme verruqueuse ; il est presque sans douleur, a moins de tendance à s'étendre, et ne suppure qu'à peine, c'est le *chancre induré, phagédénique*, le plus difficile à guérir. Enfin, dans un grand nombre de cas, quelques jours après un coït suspect, le malade ressent dans les parties génitales un espèce de chatouillement agréable ; les idées érotiques l'accablent ; il est plus porté aux plaisirs de l'amour ; et s'il vient à céder au penchant qui l'entraîne, il est étonné de voir que l'émission de la semence lui occasionne une vive douleur, et laisse, après la consommation de l'acte, une lassitude et un abattement inaccoutumés. Bientôt l'émission de l'urine devient pénible et douloureuse, il s'établit par l'urèthre, ou le vagin chez la femme, un écoulement de matière, souvent verdâtre, irritante, phlogosant les parties environnantes, qui est le mucopus de la *blennorrhagie virulente*, communément appelée *chaudepisse*.

Les formes premières que revêt la mala-

die syphilitique sont le chancre et la blennorrhagie; mais leur suppression intem-
pestive par un traitement local, toujours
contraire à la santé du malade, ou par un
traitement intérieur, incomplet ou mal
administré, métamorphose, si l'on peut
s'exprimer ainsi, la forme extérieure de la
maladie vénérienne: celle-ci répercutée dans
l'organisme abandonne pour un temps les
parties affectées, et après un plus ou moins
long intervalle, suivant la réceptivité vitale
de l'individu, la syphilis reparaît sous une
autre forme, plus terrible que jamais, au
moment même où le malheureux patient
se croyait délivré pour toujours de son en-
nemi redoutable: c'est alors qu'arrivent des
bubons ou poulains, des ulcères à la gorge,
des pustules plates à la peau et les macules
ou taches vénériennes; le malade est, en
un mot, sous l'influence d'une syphilis constitutionnelle, dont il ne pourra se débarrasser qu'à grand'peine.

Maintenant, avant de passer outre, nous
dirons que de nombreux désaccords existent
encore, parmi les auteurs modernes, sur
les causes de la syphilis, sur son mode de
développement, et, enfin, sur la classifica-
tion des symptômes. Il est pénible de pen-
ser que des hommes recommandables à
tant de titres, et placés à la tête d'hôpitaux

spéciaux, aient manifesté sur la syphilis des opinions diamétralement opposées. Une pareille dissidence peut venir : 1° de l'inexactitude des renseignements fournis par le malade sur l'ordre de développement des symptômes vénériens; 2° de la négligence que l'on apporte souvent dans les traitements suivis; 3° de l'animosité que la discussion fait naître dans l'esprit des gens de l'art. Rapportant à ces trois chefs principaux l'origine des différents systèmes, nous les diviserons en trois classes, à chacune desquelles nous rattacherons des noms célèbres.

I. Pour M. RICORD et son école, la syphilis est due à un principe particulier qui, mis en contact avec nos organes, se manifeste sous des formes diverses; celles-ci se succèdent dans un ordre déterminé, de telle sorte que ce mode de succession a servi à diviser les symptômes en primitifs, secondaires et tertiaires. Suivant ce syphilographe distingué, le chancre, qui est le seul symptôme primitif de la vérole, est le résultat inévitable de l'inoculation; il constitue un phénomène local, produit lui-même pendant quelque temps du pus inoculable, et n'est pas nécessairement suivi d'infection générale ; c'est pourquoi, il faudrait se hâter de détruire le symptôme local, avant que l'économie entière fût envahie par ses produits malfaisants, ce qui aurait lieu lorsque le chancre est déjà passé à l'état d'induration ; et alors seulement un traitement général deviendrait nécessaire.

II. Pour M. Cazenave, au contraire (et nous sommes en cela de son avis), tout mode syphilitique, quel qu'il soit, est l'expression phénoménale d'une infection de tout le système ; et l'époque de cette manifestation sert à établir la division des symptômes en primitifs, secondaires ou constitutionnels. Les accidents primitifs sont multiples ; ils peuvent revêtir des formes différentes, qui se résument dans les suivantes : blennorrhagie, chancre, bubons et syphilides ; ils apparaissent presque immédiatement après l'époque de la contagion. Les symptômes secondaires sont particuliers aux diathèses syphilitiques ; ils sont plus nombreux, traduisent des altérations plus variées, et se montrent parfois bien des années après l'infection première ; ils peuvent siéger sur la peau, les membranes muqueuses, sur les tissus osseux, fibreux, etc. Ces symptômes transmettent la syphilis plus difficilement que les premiers.

III. Quant à la doctrine de M. Baumès de Lyon, elle est conforme à celle de M. Cazenave ; les seules différences portent sur le *mucopus* de la blennorrhagie. D'après M. Baumès, ce produit ne ressemble pas au pus chancreux; il ne s'écoule pas, comme celui-ci, pour produire un chancre; mais il donne naissance à une autre inflammation blennorrhagique, et fait développer plus tard des symptômes constitutionnels. De cette manière d'envisager l'évolution de l'affection vénérienne, découlent naturellement des conséquences thérapeutiques bien différentes. Ainsi, la méthode abortive est une méthode logique pour M. Ricord, dans les accidents primitifs, puisque ces derniers ne constituent que des états locaux; elle n'est pas rationnelle pour MM. Cazenave, Baumès et autres qui, dans tous les cas, emploient un traitement général, et n'ont recours aux topiques qu'après l'usage prolongé des remèdes généraux. Nous partageons entièrement l'opinion de ces derniers auteurs, et nous ne saurions assez blâmer ceux qui prennent des traitements locaux ou abortifs, contraires à la raison et au bien public.

Comme ces quelques mots ne s'adressent qu'à des malades, étrangers à l'art de guérir, il serait hors de saison et superflu d'entrer dans des détails sur la nature spéciale du pus chancreux et blennorrhagique, pour savoir si leurs qualités sont toujours identiques, ou bien, comme le veut M. Baumès de Lyon, si le mucopus blennorrhagique inoculé ne peut produire le chancre. Tout ce qui nous intéresse ici c'est de savoir si la blennorrhagie, qui est une des formes les plus communes de la syphilis et l'une des plus difficiles à guérir, cède à notre traitement antisyphilitique. Une expérience de dix ans nous permet de résoudre affirmativement cette question. Nous déclarons donc publiquement, à la honte de ceux qui préconisent un traitement local externe, qu'un traitement intérieur est indispensable dans la blennorrhagie comme dans le chancre. Que celui qui se contente d'un traitement abortif externe sache qu'il n'est pas guéri ; son mal reparaîtra tôt ou tard, ou sous sa forme première, ou sous un aspect déguisé qui n'est que plus dangereux. Si la blennorrhagie, que, généralement, on regarde comme le moindre de la syphilis, se montre tant de fois rebelle, et a une si grande tendance à la chronicité, (puisque la plupart de ceux qui en ont été atteints en conservent des traces pour le restant de leur vie), c'est que jusqu'à ce jour, peu de médecins ont traité convenablement ce symptôme vénérien. Eh bien ! à nos yeux, il est le plus redoutable et le plus pernicieux à la santé publique, par cela seul qu'étant considéré comme de peu d'importance, on lui oppose des traitements pour la plupart sans valeur, lesquels pallient le mal, sans le guérir, et exposent aux suites fenestes d'une syphilis constitutionnelle. Ces traitements, d'ailleurs, d'un emploi gênant et difficile, sont mal exécutés, précisément parce qu'on a habitué depuis longtemps le malade à regarder la blennorrhagie comme une indisposition à laquelle il n'est pas permis de s'arrêter. O déception humaine ! Quand cessera-t-on, enfin, de se jouer de la santé de ses semblables ? Quand paraîtra ce jour heureux où l'homme de l'art, fesant abandon de son être et de sa fortune, verra un frère dans son malade, le traitera avec religion et dévouement, persuadé que la plus belle récompense est la satisfaction de faire le bien, et de porter la consolation, la tranquillité et la joie dans l'esprit du malheureux qui gémit sur son lit de douleur ?

TRAITEMENTS.

Dans le principe cette maladie nouvelle ayant résisté à tous les remèdes connus, dérouta tellement les médecins qu'ils abandonnèrent les syphilitiques à leur malheureux sort, refusant même de les voir. Des empiriques et des charlatans, guidés plutôt par l'amour du gain que par des connaissances positives, entreprirent le traitement des vérolés ; leurs essais restèrent infructueux , et ce mal passa généralement alors pour incurable. En désespoir de cause, le mercure qui était regardé comme un poison et qu'on employait dans les maladies dartreuses, fut essayé avec ménagement dans quelques cas de syphilis. Les bons résultats obtenus firent prôner ce remède comme spécifique, mais son triomphe ne fut pas de longue durée; car entre les mains de guérisseurs hardis et téméraires, les préparations hydrargyriques produisirent de graves accidents qui le firent bannir de la thérapeutique. Le gayac ou bois saint lui succéda ; la squine, la salsepareille, le sassafras et la saponaire eurent leur tour de suprématie dans le traitement de la syphilis : tant il est vrai de dire que l'exagération est toujours la compagne de la nouveauté !

Dans cet état de choses, des hommes réfléchis et judicieux soumirent au creuset de l'expérience chacun de ces remèdes, d'autant plus vite abandonné qu'il avait joui de plus de faveur. De cet examen attentif, fait à plusieurs époques, et par des hommes hautement placés dans la hiérarchie médicale, il résulte que tous ces moyens, utiles dans certains cas de syphilis, restent cependant, dans une foule de circonstances, sans effet satisfaisant. C'est pourquoi, tout en leur réservant une place importante dans la matière médicale, nous devons faire des vœux, au nom de l'humanité, pour qu'une médication, à la fois plus sûre dans ses résultats et plus facile à suivre, vienne remplacer avantageusement ce grand appareil pharmaceutique, souvent plus redouté des malades que le mal lui-même. Il n'est pas rare, en effet, de voir des gens méticuleux refuser, dans les commencements de leur maladie, de se soumettre à un traitement, par cela seul qu'ils savent par une expérience personnelle, ou de quelque ami, que les préparations mercurielles qui entraînent à leur suite tant d'accidents fâcheux, doivent nécessairement leur être administrées s'ils sont atteints de chancre ou ulcère vénérien ; et que s'il s'agit d'un écoulement blennorrhagique, ils doivent boire force *copahu* ou *cubèbe* qui, par leur odeur nauséeuse et repoussante, arrêtent les mieux déterminés. Si, pour éviter tant de dégoûts, ils se contentent d'un traitement abortif externe, ils tombent dans un écueil plus terrible encore ; car ils s'exposent à une syphilis constitutionnelle qui doit empoisonner le reste de leurs jours.

En résumé, disons que toutes ces médications, difficiles, désagréables à suivre, offrent tant d'incertitude dans leurs effets, tant de variabilité dans les résultats obtenus, que le malade préfère souvent le mal au remède. Or, quel service ne rendrait-on pas à l'humanité si, joignant l'utile à l'agréable, on pouvait donner au malheureux patient un breuvage salutaire qui pût le débarrasser sûrement et sans dégoût du mal qui l'opprime !!! Eh bien ! ce problème est enfin résolu. Après dix ans de veilles, de peines, et d'un persévérant labeur, il nous est permis d'offrir au public un remède sanctionné par l'expérience, d'un emploi aussi simple que facile, apte à guérir également, en peu de temps, le chancre et la blennorrhagie, soit aigus, soit chroniques.

Garantie sans mercure, notre liqueur antisyphilitique met le malade à l'abri de cette foule d'accidents qui sont la conséquence presque inévitable des traitements hydrargyriques (mercuriels), tels que carie et chute des dents, céphalalgies, calvitie, douleurs ostéocopes, teint plombé et terreux, vieillesse prématurée, appauvrissement des facultés morales et physiques, etc.

Deux flacons portant les n° 1 et n° 2 composent ce traitement général. Toute préparation accessoire devient inutile ; le malade peut donc, même au sein de sa famille, mettre fin à ses maux, sans que rien puisse donner l'alarme aux parents les plus vigilants. Se procurer notre liqueur antisyphilitique, en prendre une dose le matin à jeun, comme il est indiqué sur les bouteilles qui doivent, pour être reconnues bonnes, porter l'empreinte de notre cachet aux deux extrémités du bouchon : voilà tout ce que doit faire celui qui désire obtenir une guérison radicale, soit qu'il ait en lui le germe d'une syphilis récente, ou qu'il soit courbé depuis longues années sous le poids d'une vérole larvée devenue constitutionnelle.

Jusqu'à ce jour nous avons résisté aux instances réitérées, aux pressantes sollicitations des personnes qui, connaissant l'efficacité de notre composition, voulaient que nous la livrassions au public. Aujourd'hui qu'une voix générale nous la demande au nom de l'humanité souffrante, nous la lui cédons sous la garantie d'une conscience droite et pure, avec la persuasion du bien qu'elle doit produire. *Que chacun examine avant de juger, qu'on écoute la seule expérience*, et bientôt, d'un accord unanime, l'on reconnaîtra l'efficacité et la supériorité de notre composition dépurative.

USAGES. 1° Le malade atteint de chancres doit prendre de notre liqueur n° 1 une cuillerée par jour, le matin à jeun, et rester au moins une heure sans boire ni manger. Si le malade avait déjà fait abus du mercure, il ne prendrait qu'une dose tous les deux ou trois jours de notre liqueur, afin de donner le temps au remède de lutter à la fois, et contre le virus syphilitique, et contre l'action malfaisante des préparations mercurielles dont il se serait préalablement servi.

Il arrive chez quelques individus très-impressionnables que le chancre semble dans les premiers jours du traitement faire des progrès rapides : on voit les parties s'enflammer, et l'ulcère prendre une forme repoussante. Que cela, loin de décourager le malade, le rende content et satisfait, car c'est un indice certain d'une guérison prochaine. En effet, il est facile de comprendre comment dès l'abord le mal paraît s'aggraver. Notre médication dépurative ne pouvant rien souffrir d'impur dans le corps du malade, poussant de dedans en dehors, donne en apparence une vigueur nouvelle au mal local extérieur ; mais, comme le végétal auquel on coupe les racines ne tarde pas à se flétrir, de même l'ulcère syphilitique ne tarde point à se cicatriser, vu que la cause intérieure qui lui donnait droit de vie est déjà détruite. Cette apparence d'augment que nous signalons ici n'est que le souffle d'un agonisant qui fait un dernier effort pour témoigner le regret qu'il a de cesser de vivre. En pareil cas, tous les trois jours le malade gardera un jour de repos, et bientôt il passera de la crainte à la joie, de la stupeur à l'admiration, ne pouvant s'expliquer une guérison opérée si vite et à si peu de frais, surtout après une première aggravation bien propre à alarmer.

Le plus souvent un seul flacon suffit pour une cure radicale ; cependant, parfois, un deuxième devient nécessaire pour déraciner entièrement cette hideuse maladie qui pénètre profondément tous les tissus de l'organisme humain.

2° Le malade atteint de *blennorrhagie* ou *chaude-pisse* doit se procurer notre liqueur n° 1 et n° 2, et prendre alternativement, pendant cinq jours consécutifs, chacune de ces liqueurs, en commençant par le n° 1 , jusqu'à ce que les deux flacons soient épuisés. La guérison est alors presque toujours complète. Néanmoins, dans quelques cas de blennorrhagie chronique, il reste encore un léger suinctement (1) du canal, dû à l'habitude qu'a contractée cet organe. Alors il suffit, pour s'en débarrasser tout-à-fait, de faire quelques injections avec l'une des compositions suivantes :

Eau distillée. 180 grammes,
Nitrate d'argent cristallisé. 35 centigr.
Mêlez. *(Usage externe.)*

---

(1) Appelé vulgairement *goutte militaire*.

Ou bien.

Eau distillée.	300 grammes.
Opium purifié.	65 centigrammes.
Sulfate de zinc.	2 grammes.
Mêlez.	*(Usage externe.)*

Ces injections, et beaucoup d'autres dont les formulaires abondent, deviennent par le fait absolument innocentes, attendu que nous n'en conseillons l'emploi que lorsque le mal est déjà détruit intérieurement, et qu'on n'a plus à faire qu'à une disposition locale. Toutefois, nous devons ajouter ici que les injections dont nous donnons l'ordonnance ci-dessus suffisent seules pour guérir les écoulements dus à une méthrite, ce qui a fait que quelques intéressés ont préconisé un traitement exclusivement local, et cela, au détriment de la santé publique. Mais, dans les cas, malheureusement les plus nombreux, où les écoulements dépendent d'une cause virulente, un traitement intérieur est indispensable. Si un traitement local externe fait parfois disparaître le mal, la guérison n'est qu'apparente, la maladie ne manquera pas de reparaître un jour avec plus d'intensité, et ordinairement, sous une forme plus alarmante. Notre traitement interne met parfaitement à l'abri de ces accidents consécutifs. Dépuratif par excellence, notre antisyphilitique guérit fréquemment des maladies chroniques qui existent chez les personnes atteintes d'une syphilis larvée. Ses effets, souvent multiples, modifient ainsi avantageusement les constitutions cachectiques.

3° Dans les cas complexes de chancre et de blennorrhagie, le malade prendra le n° 1 jusqu'à parfaite guérison du chancre, après quoi il en vient au n° 2, comme il est dit ci-dessus, à l'article blennorrhagie.

RÉGIME : Repos ou travail léger ; se laver plusieurs fois par jour les parties affectées avec de l'eau dans laquelle on a mis quelques gouttes de la liqueur qu'on boit ; aliments doux et de facile digestion. Le vin pur, les liqueurs, le café, les eaux distillées et les infusions aromatiques sont expressément défendues. Les crudités, ail, ognons, radis, salades ; les épices et condiments de haut goût sont également prohibés. *L'hygiène est la compagne inséparable de tout traitement ; sans elle les meilleurs remèdes resteraient sans résultat satisfaisant.* Aussi, nous ne saurions trop recommander à nos malades de se conformer à nos conseils hygiéniques. Par là ils abrègeront de beaucoup la durée de leurs maux, parce que le traitement, n'étant pas troublé par des écarts de régime, aura toute action sur la maladie qui les afflige.

En terminant ce court exposé sur la syphilis ou maladie vénérienne et sur le traitement le plus facile et le plus sûr qu'il soit possible d'employer, nous pourrions citer une foule de guérisons remarquables obtenues par nos procédés, même dans les cas les plus désespérés ; mais notre position de praticien nous impose le silence sur cette matière : car il n'est point permis de révéler les secrets qui sont confiés. Nous nous consolons aisément de la privation qui nous est imposée en livrant au public notre liqueur dépurative antisyphilitique, persuadé que chaque individu qui en fera usage sera, pour les venants, un certificat authentique en notre faveur.

FIN.

Avignon. — Typ. de Th. FISCHER aîné.